AF358188

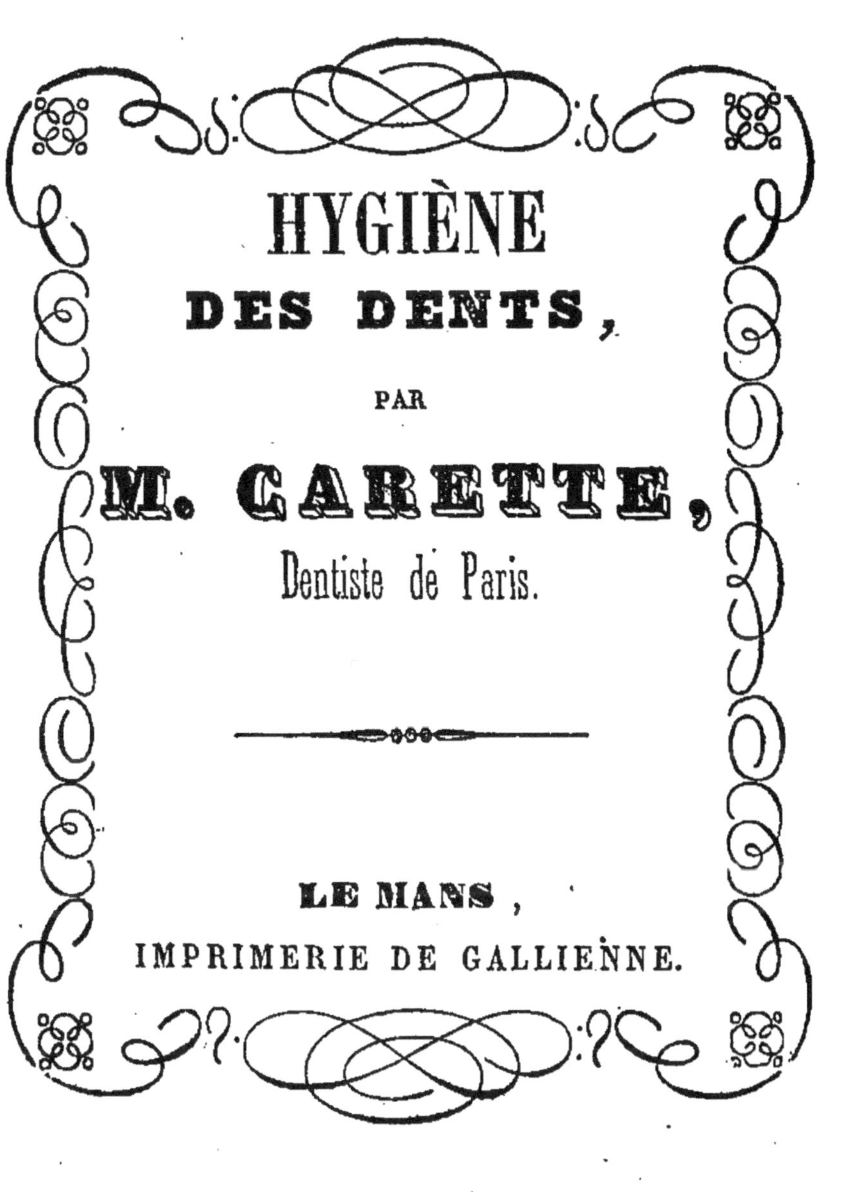

# HYGIÈNE
## DES DENTS,

PAR

# M. CARETTE,

Dentiste de Paris.

LE MANS,
IMPRIMERIE DE GALLIENNE.

# Hygiène dentaire

## THÉRAPEUTIQUE,

### PAR

# M. GARETT

## *DENTISTE DE PARIS.*

—

*Des soins généraux relatifs à la conservation des dents et des autres parties de la bouche, à toutes les époques de la vie.*

Tant de causes diverses contribuent à faire naître les maladies des dents ou de leurs dépendances et à en altérer la bonté, que de tous temps on a dû rechercher les moyens de les conserver saines. Ces moyens sont ordinairement simples ; dans ce cas, ils nous sont fournis par l'hygiène, et ils sont soumis à des





1851

préceptes généraux que nous allons faire connaître.

En général, les dents de première dentition n'ont besoin d'aucun soin de propreté, à moins qu'elles ne soient affectées de carie, et dans ce cas on doit recommander de les brosser souvent pour prévenir les progrès de cette affection. Ce n'est guère qu'à l'âge de sept ou huit ans, qu'on doit faire prendre aux enfants l'habitude de frotter leurs dents, deux ou trois fois par semaine, avec une brosse très-douce imbibée d'eau ; non-seulement de semblables précautions suffiront pour les empêcher de se carier, mais encore elles arrêteront les progrès de la carie qui pourrait exister, et la douleur plus ou moins vive qui en est le résultat.

Ce moyen servira encore à maintenir les dents et la bouche dans un état de propreté et de fraîcheur agréables. On peut aussi, et sans inconvénient, détacher avec des instruments

tranchants le tartre qui se forme sur les dents
des enfants de tout âge ; vers l'âge de quinze
à vingt ans, rien ne s'oppose à ce qu'on emploie pour la bouche une liqueur dentifrice,
ainsi les personnes sur les dents desquelles le
tartre s'amasse facilement, feront bien d'ajouter à l'eau qu'elles emploient pour nettoyer
leur bouche, un peu d'eau de mon élixir.

A tout âge on doit soigner les dents, et l'expérience prouve que leur nettoiement journalier est le meilleur préservatif. Il conviendra
à la rigueur de les nettoyer après chaque repas, pour enlever les substances alimentaires
qui auraient pu y séjourner ; si des portions
d'aliments avaient pénétré très - profondément entre les dents, on les enlèverait avec
un cure-dent en plume ; on doit également
faire en sorte d'empêcher l'accumulation de ce
limon visqueux et jaunâtre qui dépare la bouche de tant de personnes, et dont les couches,
d'abord superficielles, finissent par acquérir

une épaisseur considérable ; on y parviendra
d'autant plus aisément qu'on aura soin d'enlever tous les jours avec une brosse celui qui
se serait formé pendant la nuit. Le frottement
des dents molaires contre les aliments , surtout quand on mange des deux côtés, suffira
pour empêcher le tartre de s'y amasser, pourvu
toutefois que l'on prenne l'habitude de se laver
la bouche avec de l'eau tiède après chaque repas, non pas à table (1), ainsi que depuis
quelques années on en a introduit l'usage chez
nous , mais de manière à ne point inspirer de
dégoût à ceux qui nous entourent. Quelques
personnes se bornent à frotter leurs gencives
et leurs dents avec un linge, et n'ont point ensuite la précaution de se rincer la bouche. Je
n'approuve pas une semblable coutume ; ce

_______________

(1) Cette coutume de se rincer la bouche à table, que nous
avons empruntée à nos voisins les Anglais, est très peu con-
venable , et nous sommes étonnés qu'elle puisse encore sub-
sister chez une nation aussi policée que la nôtre.

moyen ; loin d'être favorable à la propreté des dents et à leur conservation leur est très-nuisible , parce que la pression exercée sur ces organes avec le linge ne peut servir qu'à amasser et durcir le tartre dans les endroits où il est très-enclin à s'accumuler, c'est-à-dire entre les dents et à leur collet.

Tels sont les conseils que je crois pouvoir adresser aux personnes délicates, valétudinaires, et celles mêmes qui ont de belles dents, mais qui, par une insouciance trop commune, ne font rien pour les conserver. Quant aux personnes qui portent des dents artificielles ou des dentiers, elles doivent plus que les autres, prendre un soin plus minutieux encore de leur bouche ; s'il en était autrement, ces pièces se couvriraient de tartre, s'altéreraient par leur séjour habituel dans un lieu chaud et humide, deviendraient pour la bouche le foyer d'une odeur infecte et insupportable.

## Des soins généraux que l'on doit apporter aux gencives,

Indépendamment des soins journaliers, qu'il faut donner aux dents, il en est encore de généraux auxquels il faut s'assujettir lorsque les gencives ne sont pas en bon état, et nous en avons déjà fait sentir toute l'importance en parlant des affections de ces organes en particulier. Ces soins généraux se bornent, lorsque les gencives sont molles, blafardes ou saignantes, à animer l'eau dont on se sert le matin avec mon élixir; de simples frictions faites avec une brosse douce suffiront pour redonner du ton aux parties, si l'état de débilité des gencives est purement local ; si leur mollesse dépendait au contraire d'une affection générale, on conçoit qu'il faudrait avoir recours à un traitement interne, et c'est alors que l'usage des toniques serait convenablement indiqué pour rendre l'énergie à tout l'organisme.

# CONSEILS

## Pour la conservation des dents.

—

Indépendamment des soins hygiéniques que nécessitent les gencives et les dents, il est encore certaines précautions à prendre pour conserver la beauté et la bonté de ces organes, et ces précautions consistent à éviter tout ce qui peut leur être nuisible. On remplira aisément ces précautions :

1° En ne faisant point usage de lotions froides pour se laver la tête ; en n'employant aucun répercussif pour faire disparaître les taches du visage, ni aucunes pommades pour teindre les cheveux, composées la plupart de substances métalliques astringentes et caustiques.

2° **En** ne cassant pas avec les dents des corps trop durs ; en ne faisant point, en un mot, un tire-bouchon ou un étau des mâchoires, surtout lorsqu'elles sont faibles et que les dents sont longues.

3° **En** ne brisant pas, comme le font ordinairement les femmes et les enfants, des fils ou tout autre lien avec les incisives, qui peuvent êtres ébréchées par leur frottement, sans pour cela être sujettes à la carie.

4° **En** ne laissant séjourner aucune substance alimentaire dans les cavités que ces organes pourraient présenter ; en se gardant bien de faire abus de substances improprement nommées dentifrices, telles que le corail, la pierre ponce, ou les eaux, teintures trop acidulées. Ces sortes de dentifrices se vendent dans le commerce comme parfumerie.

5° En ayant soin de ne pas prendre des aliments ou des boissons froides après des aliments ou boissons chaudes , et *vice versâ* , le passage subit à ces deux extrêmes étant nuisible aux dents , en se gardant bien de s'exposer au grand air après avoir fumé (1) ; car ce n'est pas la fumée de la pipe qui altère les dents , comme on l'a cru pendant long-temps, puisqu'elle n'agit que mécaniquement, mais bien l'air froid , qui , en pénétrant dans la bouche, dont les parois sont dans un état de moiteur , détermine quelquefois une inflammation de la pulpe dentaire , d'où peut résulter une carie qui se développe plus particulièrement sur celles qui, par leur structure ou leur position,ont déjà une tendance à cette maladie.

(1) Ce conseil ne s'adresse qu'aux personnes qui fument très-vite dans des pipes à tuyaux très-courts ou avec des cigares.

6° En évitant le séjour des lieux bas et humides ou voisins de quelques rivières, de quelques lacs ou marais ; j'ai remarqué que les habitants des vallées et ceux qui sont voisins des ports dans lesquels la température change plusieurs fois pendant la journée, ont généralement de mauvaises dents.

7° En ne buvant pas en trop grande quantité des eaux minérales , quand on est obligé d'en faire usage, parce que leur emploi journalier, si on ne prend pas alors un soin tout particulier des dents , peut les agacer , les rendre douloureuses, les jaunir ou les faire se couvrir d'un enduit noirâtre. Aussi en s'abstenant de manger beaucoup de sucreries. Je donnerais bien plus d'étendue à ces espèces d'indications aphoristiques. et dirais comment les modes , les différentes coutumes, peuvent s'opposer à la conservation de l'organe dentaire ; mais de semblables considérations tout

en se rattachant à mon sujet m'entraîneraient
beaucoup trop loin : cela peut vous suffire.

CARETTE Dentiste.

---

# ÉLIXIR

# BALRETTCAZAR,

*Pour conserver les dents belles et saines, et guérir
radicalement toutes les maladies dont les gencives peuvent être affectées.*

Cet élixir qui n'a cessé de jouir, depuis 1812,
de la plus grande réputation, et qui la mérite
à tous égards, consacre à la reconnaissance
publique le nom de BALTHAZAR, docteur
allemand, qui en fut l'inventeur.

Je ne prétends pas ici annoncer cette eau
pour un remède universel qui a la propriété

de guérir toutes les maladies ; les hommes sensés rejeteraient un pareil raisonnement : je me borne à rappeler au public éclairé l'utilité de cette eau en lui offrant celle-ci comme supérieure. Cet élixir blanchit les dents les plus noires, enlève le tartre, ôte la douleur dans le moment. En introduisant un peu de coton imbibé de cette liqueur dans la cavité de la dent, on empêche la communication de la carie aux dents voisines, et on arrête le progrès de cette maladie qui, dès-lors, devient stationnaire ; il dissipe les mauvaises odeurs de la bouche, et l'on voit sortir tout de suite les humeurs acrimonieuses qui se trouvent incorporées dans les gencives et membranes. Par ce moyen, il détruit la putréfaction, guérit les gencives en suppuration, fait évacuer le sang qui s'y trouve engorgé ; enfin, il guérit la plupart des maladies de la bouche, qui ne proviennent souvent que de la négligence de ceux qui en sont attaqués.

## Manière de s'en servir.

Il suffit d'avoir le soin de brosser ses dents chaque matin avec une brosse douce et de l'eau naturelle ; ensuite , deux fois par semaine, on verse huit à dix gouttes dans le tiers d'un verre d'eau, et l'on y trempe une brosse, avec laquelle on se frotte les dents et les gencives. Elle dissipe la mauvaise odeur de la bouche, entretient la fermeté des gencives , prévient la carie des dents, et si l'on s'en sert convenablement , elle arrête les progrès de cette maladie.

Cette décoction laisse à la bouche un goût agréable.

**Prix du flacon : 1 et 2 fr.**

Le Mans, Imp. de GALLIENNE, rue de la Paille, 10.—1851.

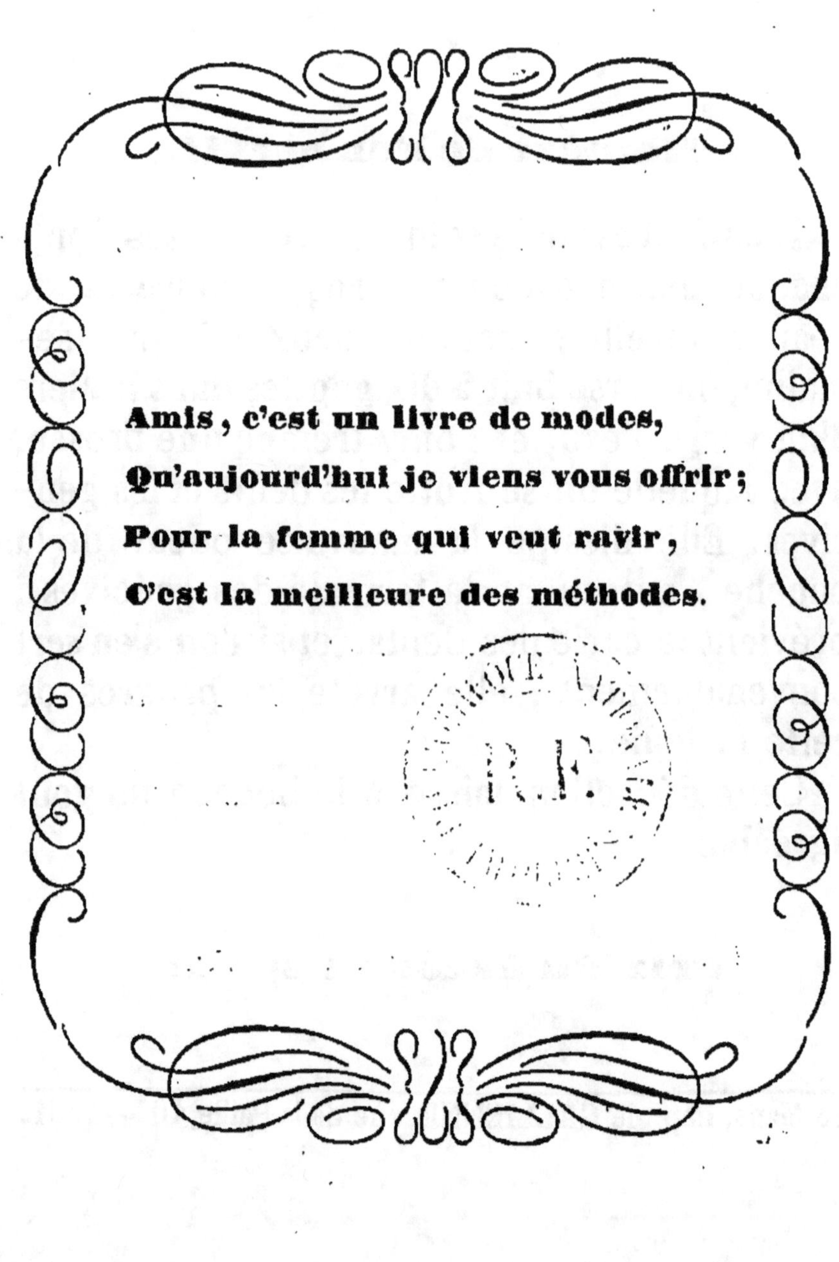

Amis, c'est un livre de modes,
Qu'aujourd'hui je viens vous offrir;
Pour la femme qui veut ravir,
C'est la meilleure des méthodes.

www.ingramcontent.com/pod-product-compliance
Lightning Source LLC
LaVergne TN
LVHW010818180726
843502LV00009B/3394